AF319016

DES
BOYAUX DITS PRÉSERVATIFS

DE LEUR FABRICATION

ET

DE LEUR INFLUENCE SUR LE DÉVELOPPEMENT DE LA MALADIE VÉNÉRIENNE

PAR

LE Dr E. BERTHERAND,

Médecin du service des mœurs et membre du Conseil d'hygiène et de salubrité d'Alger,
Chevalier de la Légion d'honneur,
Officier d'Académie, etc.

ET

LE Dr LÉON DUCHESNE,

Ancien interne des hôpitaux de Paris, Président de la Société de médecine pratique,
Membre de la Société de thérapeutique,
et de la Commission d'hygiène et de salubrité du VIe arrondissement, etc.,
Membre correspondant et lauréat de la Société de médecine de Lyon,
Membre correspondant de la Société Havraise d'études diverses,
Membre correspondant de l'Académie des sciences, belles-lettres et arts de Rouen,
Officier d'Académie, etc.

LYON

ASSOCIATION TYPOGRAPHIQUE

C. RIOTOR, RUE DE LA BARRE, 12

—

1877

DES BOYAUX DITS PRÉSERVATIFS

DE LEUR FABRICATION

ET DE LEUR INFLUENCE SUR LE DÉVELOPPEMENT
DE LA MALADIE VÉNÉRIENNE

(Extrait du Lyon Médical).

DES
BOYAUX DITS PRÉSERVATIFS

DE LEUR FABRICATION

ET

DE LEUR INFLUENCE SUR LE DÉVELOPPEMENT
DE LA MALADIE VÉNÉRIENNE

PAR

LE Dr E. BERTHERAND,

Médecin de service des mœurs et membre du Conseil d'hygiène et de salubrité d'Alger,
Chevalier de la Légion d'honneur,
Officier d'Académie, etc.

ET

LE Dr LÉON DUCHESNE,

Ancien interne des hôpitaux de Paris, Président de la Société de médecine pratique,
Membre de la Société de thérapeutique,
et de la Commission d'hygiène et de salubrité du VIe arrondissement, etc.,
Membre correspondant et lauréat de la Société de médecine de Lyon,
Membre correspondant de la Société Havraise d'études diverses,
Membre correspondant de l'Académie des sciences, belles-lettres et arts de Rouen,
Officier d'Académie, etc.

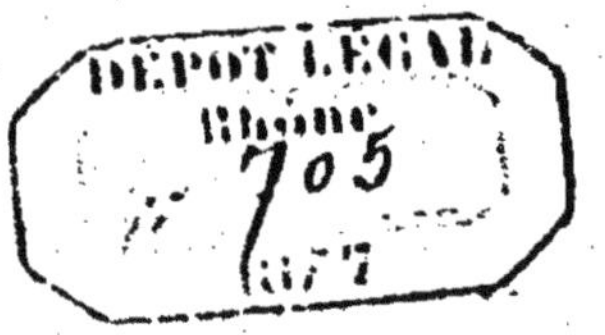

LYON
ASSOCIATION TYPOGRAPHIQUE
C. RIOTOR, RUE DE LA BARRE, 12

—

1877

DES
BOYAUX DITS PRÉSERVATIFS

DE LEUR FABRICATION

ET DE

LEUR INFLUENCE SUR LE DÉVELOPPEMENT DE LA MALADIE VÉNÉRIENNE

———

Les préservatifs, autrement appelés *condoms*, *capotes*, *rubans de sûreté*, *anticonceptions*, *gants d'amour*, etc., etc., sont d'origine anglaise, si l'on en croit Langlebert, qui en attribue la découverte, vers le milieu du dernier siècle, à un médecin nommé Condom.

Les préservatifs sont de deux espèces, ceux en baudruche et ceux en caoutchouc.

Nous n'avons trouvé nulle part la description de la manière dont ils se fabriquent; aussi allons-nous le faire ici avec tous les détails nécessaires.

Fabrication des préservatifs en baudruche.

On prend le cœcum du mouton et on le râcle avec le dos d'un couteau pour le débarrasser de toute la graisse et d'une partie de la membrane péritonéale, comme aussi des matières fécales qu'il renferme.

Cet intestin est ensuite mis dans l'eau avec un ou deux degrés de potasse, suivant la température. Chaque jour on le change de baquet et d'eau, et cela jusqu'à dix-sept fois de suite.

Au bout de douze jours environ on le retire et on le met au soufroir pour le blanchir et le désinfecter. Il reste environ une nuit dans cet endroit.

Retiré de là, on le souffle avec un os de dinde, qu'on tient dans la bouche, et on le gratte avec un couteau pour enlever une membrane très-mince. On le fait sécher au soleil et on le désenfle. On savonne ensuite le cœcum dans une eau de potasse très-légère, afin de le laver, de le rendre moelleux et de le débarrasser de la graisse que le soleil a fait sortir.

Les bains successifs recommencent jusqu'à dix-sept ou dix-huit fois.

On le souffle une seconde fois, et on le met sur des moules de différentes grosseurs. On le fait enfin sécher, soit à l'air seul, soit au soleil, soit à l'étuve.

Les préservatifs en baudruche sont de qualités différentes : la première qualité se compose de ceux fabriqués avec le cœcum lui-même ; la deuxième de ceux qui se font avec une partie d'intestin que l'on obture d'un bout avec une portion de membrane intestinale, et sans l'interposition d'aucun corps.

Quand on souffle le préservatif, si l'air se perd, on met une pièce sur l'endroit où se trouve la solution de continuité : ces préservatifs portent le nom de perd-vent.

Les femmes sont presque seules employées à la fabrication des préservatifs en baudruche : elles ne font aucune espèce d'attention à la nature de l'objet qu'elles travaillent.

Jamais elles n'en éprouvent la moindre indisposition : elles ont seulement le bout des doigts un peu brûlé par l'emploi de la potasse.

Lors des épidémies de choléra, les ouvrières n'en ont jamais été atteintes.

Les fabricants de préservatifs en baudruche n'occupent pas à eux tous plus de 90 ouvriers ou ouvrières. Ils font environ par jour de 18,000 à 20,000 préservatifs qui se vendent de 6 à 36 fr. la grosse, ce qui représente un chiffre d'affaires variant pour une année entre 200,000 et 240,000 fr.

Fabrication des préservatifs en caoutchouc.

Tout le caoutchouc employé pour cette industrie était autrefois fourni par le célèbre industriel anglais Macinstoch. Depuis cinq ans il s'est également monté à Manchester deux autres usines, dont celle de M. Moseley.

On fabrique avec le caoutchouc treize numéros différents. Les six premiers sont employés par les fabricants d'instruments de chirurgie, et les autres par les fabricants de préservatifs et de ballons.

Une fois reçue, la feuille de caoutchouc est passée sur un poêle ou dans une étuve, et on la saupoudre de talc pour l'empêcher de coller. Quand elle est suffisamment échauffée de manière à être moite, on la plie en deux avec la pointe d'un couteau ou des ciseaux, en autant de compartiments qu'on peut faire de préservatifs dans la feuille.

La feuille de caoutchouc a généralement de 1^m,80 sur 45 à 50 centimètres. On la coupe en bandes de 7 centimètres environ. On divise ensuite cette bande dans sa longueur en morceaux de 2 centimètres 1/2. Il faut que la bordure soit franchement coupée : on arrondit le bout et avec un marteau on soude les parois sur un instrument pointu qu'on appelle une bicorne et qu'on a remplacé depuis quelque temps par une machine à battre qui est absolument la machine à coudre, sauf que l'aiguille est remplacée par un petit marteau.

A un demi-centimètre environ du côté resté ouvert, on met une petite lanière qu'on soude en frappant : cela constitue la bordure du préservatif.

On les fait depuis peu en repliant l'extrémité du tube, et en en formant une petite bordure, que l'on frappe avec le marteau pour que cela ne puisse pas se dérouler et que cela fasse bien corps ensemble.

On enfonce ensuite dans chaque dent d'une fourchette en fil de fer un préservatif, et on plonge le tout dans un bain contenant :

Sulfure de carbone.......... 98 parties.

Perchlorure de soufre ...... 2 —

Le bain doit durer une minute et demie : on retire ces préservatifs, on les remplit de talc, on les roule dedans, et, afin que l'évaporation se produise, on les étale sur une planche de 2 à 45 minutes suivant la température.

On les met ensuite successivement au bout d'un soufflet attaché sur une planche et le caoutchouc se dilate. Une fois gonflés, on entoure le bout des préservatifs avec un fil de caoutchouc, on les laisse sécher pendant 24 ou 48 heures, suivant la température ; on détache le fil de caoutchouc, on les dégonfle, on les retourne pour que l'ouvrière enlève avec un chiffon le talc qui se trouve à l'intérieur, puis on les remet à l'endroit, on les empaquette par douzaine et on les livre au commerce.

Il en est qu'on met sur un bâton semblable au bâton à ouvrir les gants, et l'ouvrière, d'un seul coup, grâce à l'habitude qu'elle en a, le tourne en forme d'anneau.

Quand on veut leur donner la coloration rouge, on n'a qu'à ajouter un peu d'orcanette dans le bain.

Les préservatifs en caoutchouc sont de trois sortes :

La première, vendue 6 fr., 7 fr. et 8 fr. la grosse se fait en feuilles n° 11.

La deuxième, vendue 9 fr., 10 fr. et 11 fr. se fait en feuilles n° 10.

La troisième, vendue 12 fr. et 13 fr., se fait en feuilles n° 9.

Ceux à bords retournés valent généralement de 2 à 4 fr. de plus par grosse, c'est-à-dire 15 fr. la feuille 11, et 18 fr. la feuille 10.

Ce métier est des plus faciles à faire qu'il soit possible de rencontrer ; aussi voit-on à chaque instant un mari et sa femme, n'ayant que fort peu d'intelligence, quitter des usines où la fabrication se fait en grand et travailler chez eux. C'est ce qui explique pourquoi les patrons se dégoûtent vite des sacrifices qu'ils s'imposent pour augmenter le bien-être d'ouvriers qu'ils savent ne devoir pas rester longtemps chez eux.

Les femmes supportent bien mieux que les hommes l'action délétère du sulfure de carbone. Nous en avons vu qui travaillaient depuis longtemps dans cette industrie sans en être le moins du monde incommodées.

Des ouvriers alsaciens et allemands sont les plus estimés, à cause de leur assiduité au travail : depuis la guerre on n'emploie plus d'ouvriers allemands.

Les fabricants de préservatifs en caoutchouc sont au nombre de huit, employant à eux tous de 20 à 25 ouvriers environ, dont les deux tiers sont des femmes. Les hommes gagnent en moyenne 5 fr. par jour et les femmes 2 fr. 50.

Le chiffre d'affaires est d'environ 75,000 fr., dont les neuf dixièmes sont pour l'exportation. Ce chiffre d'affaires peut paraître faible relativement à celui des préservatifs en baudruche, mais il faut avoir égard à ce que ceux en caoutchouc sont généralement deux tiers meilleur marché que ceux en baudruche.

Comme on ne travaille guère les préservatifs que pendant les mois de novembre, décembre, janvier et février, les fabricants font pendant les huit autres mois de l'année des ballons rouges pour les enfants.

Les préservatifs en caoutchouc sont supérieurs à ceux en baudruche : ces derniers, en effet, outre l'inconvénient qu'ils ont de se déchirer plus facilement, demandent encore à être préablement mouillés : or, on conçoit que la sensation de froid humide soit désagréable pour l'homme en état d'érection et qui veut employer ces sortes d'engins.

Ceux en caoutchouc s'appliquent à sec, et sont tellement souples qu'ils se dilatent sept fois dans tous les sens.

Les préservatifs à bords retournés sont de beaucoup préférables.

La Russie, l'Autriche et les États-Unis n'achètent que les produits de qualité supérieure.

Les marchandises de qualité inférieure sont seules vendues en France, en Italie, en Espagne et en Portugal.

Les préservatifs sont achetés par des commissionnaires, des bandagistes, et quelques fabricants d'instruments de chirurgie.

En Algérie, c'étaient jadis les marchands de tabac espagnols qui en tenaient le débit ; aujourd'hui ce sont des israélites, marchands ambulants, qui les présentent à l'achat dans les maisons publiques.

On se tromperait étrangement en croyant que l'usage des préservatifs est répandu.

Nous tenons de source certaine que les militaires n'en font *jamais* usage. Nous avons consulté, à cet égard, des médecins militaires et des militaires eux-mêmes, et ils nous ont dit que ce n'est que dans le cas fort rare où la femme exige l'emploi du préservatif qu'on y a recours.

En Algérie, on s'en est beaucoup servi dans les premiers temps de l'occupation française, soit dans la prostitution publique, soit dans la prostitution privée.

Les préservatifs étaient, en effet, chose toute nouvelle pour les indigènes ; ils les appellent encore *capouttes*.

Mais depuis une dizaine d'années, leur emploi ne fait que diminuer. Pourquoi ? Nous n'avons pu en découvrir la cause. Les hommes mariés, à peu près seuls, les demandent aux maîtresses de maison, et ces dernières déclarent que cela n'arrive guère qu'une fois par quinzaine. Or, il y a 12 ou 14 maisons publiques à Alger ; ce serait donc au plus 250 préservatifs en circulation par an.

Non-seulement l'auteur du Coran regarde la femme comme *impure* huit jours avant et huit jours après la menstruation (1), mais encore il défend le coït avec une femme qui a ses règles. Quelques riches propriétaires maures qui fréquentent les filles de joie utilisent les préservatifs pendant l'époque menstruelle, croyant éluder ainsi la prescription religieuse en ne se mettant pas en *contact direct* avec les organes sexuels lubrifiés par le sang.

Les célibataires ne s'en servent pas plus que les autres.

Depuis le 1ᵉʳ janvier 1873, l'entrée des préservatifs est formellement interdite aux États-Unis, comme empêchant la reproduction.

Nous ne savons au juste dans quelle proportion relative chaque pays consomme de condoms, ce que nous savons seulement, c'est que depuis la proscription des préservatifs aux États-Unis la vente a diminué de 33 %.

A Paris, les condoms employés dans les maisons du centre et bien tenues sont en baudruche ordinaire : ils se vendent

______

(1) Rostan, *Cours d'hygiène*, t. II, p. 329.

1 franc la douzaine en gros aux maîtresses de maison et sont généralement donnés gratuitement à l'entrée du client.

Dans les maisons secondaires, ces instruments sont cédés aux clients au prix de 50 centimes, et sont très-peu employés.

Ce n'est que plus rarement encore qu'ils sont utilisés dans les maisons de troisième ordre (banlieue de la ville, boulevards extérieurs). En général, les femmes n'aiment guère ces précautions et les regardent comme assez insuffisantes, vu les détériorations que ces enduits peuvent subir pendant l'acte du coït.

Quant à la quantité de préservatifs employés, il est très-difficile d'en préciser le nombre, bien que dans la majeure partie des grandes maisons on en offre à tout arrivant; mais tous n'en font pas usage, tant pour beaucoup d'entre eux la cérémonie du coiffement fait disparaître l'éréthisme indispensable à la fonction, et il est même des hommes très-ardents qui perdent toute disposition génésique par l'application de ces précautions préliminaires.

On obvierait à cet inconvénient en employant des préservatifs en caoutchouc, mais leur usage n'est pas encore entré dans les habitudes des maisons de tolérance de Paris.

Influence sur la maladie vénérienne sous le rapport de la quantité des malades et de la gravité des accidents.

Les opinions les plus diverses se sont manifestées à l'égard de l'emploi du condom comme moyen de préservation.

Citons-en quelques-unes avant de donner sur ce sujet notre avis personnel.

Langlebert dit (1) : « A notre avis, ce vêtement, d'origine

(1) *Traité théorique et pratique des maladies vénériennes*, 1864, p. 57.

anglaise, est loin de mériter la confiance qu'on lui accorde si généralement. Comme le condensateur électrique, il dissimule le danger bien plus qu'il n'en protége.

« Fréquemment, en effet, il se déchire, se plisse sur lui-même, ou bien il se déplace, et vous laisse complètement à découvert. Ajoutons qu'il pourrait être lui-même l'origine d'un péril réel, une véritable source d'infection, si, après un précédent usage en certains lieux impurs, il n'était complètement remis à neuf.

« Du reste, en supposant même que ce grossier intermédiaire, cette cuirasse contre le plaisir, ainsi que l'appelait une femme célèbre, puisse protéger de la blennorrhagie, en admettant qu'il n'ait jamais servi, et qu'il ait résisté à l'étreinte et à la lutte, il ne saurait empêcher la base de la verge d'être en contact avec l'orifice du vagin, et par conséquent avec les ulcères chancreux dont cette région est le siége habituel.

« Pour toutes ces raisons, ainsi que je l'ai dit ailleurs, et malgré l'éloquent plaidoyer que M. Diday a fait en sa faveur, je condamne résolûment l'emploi de ce moyen préservatif, plus propre à provoquer le dégoût qu'à inspirer le désir d'une fonction dont il détruit le principal attrait. »

Moins affirmatif est M. le docteur Lagneau qui s'exprime ainsi (1) :

« Dans cet aperçu rapide des moyens employés pour préserver des maladies vénériennes, on ne peut se dispenser de parler du *condom*, permettant le coït médiat. Ce moyen, utile ordinairement, ne préserve pas cependant d'une manière certaine, car, ainsi que l'ont dit Astruc (*De morbis renereis*, lib. III, cap. II, § 2), de Horne (*l. c.*), Bourru et beaucoup d'autres, cette membrane est susceptible de se déchirer, de se déplacer;

(1) *Annales d'hygiène et de médecine légale, 2ᵉ série, t. V, p. 51.*

elle est perméable, ainsi qu'on peut le démontrer, non-seulement au moyen de l'endosmomètre dans lequel la baudruche laisse passer l'eau et les ferments animaux, mais aussi par simple imbibition, en plaçant un morceau de cette membrane sur une goutte de sous-acétate de plomb, et en laissant tomber de l'autre côté une goutte de sulfhydrate d'ammoniaque qui aussitôt détermine à sa surface une coloration noire.

Disons encore, avant de terminer, que la baudruche n'est pas rendue imperméable par son immersion prolongée dans la solution d'acide sulfhydrique qui passe cependant pour empêcher l'endosmose.

« Si, maintenant, en considération des faits précédents, on cherche à tirer des conclusions pouvant être exprimées sous forme de conseils, on peut dire que, pour se mettre autant que possible à l'abri des maladies vénériennes, l'homme sain, avant le rapport sexuel, sans se laver, peut s'oindre la verge avec un corps gras non liquide (de la consistance du *cold cream*), ou faire usage d'un condom neuf, intact et résistant. »

M. le docteur Diday, au contraire, vante en ces termes les avantages des préservatifs (1) :

« J'ai parlé du coït avec l'organe nu. Beaucoup de gens, pour l'affranchir, jugent plus sûr de le mettre sous enveloppe. La précaution a été vivement attaquée. Quant à moi, si je comprends la répugnance attachée au maniement de cet intermédiaire, je saisis moins bien, je l'avoue, la force des objections qu'on adresse contre son emploi comme agent de préservation.

« Il peut crever, dit-on ! — Choisissez-le neuf, solide ; mettez-en deux, s'il le faut.

(1) *Exposition critique et pratique des nouvelles doctrines sur la syphilis.* Paris, 1858.

« C'est une *cuirasse contre le plaisir !* Tant mieux, ma foi. Voilà une juste et sensible punition des libertins réduits à s'en servir.

» Il ne protége que l'extrémité, et point la racine de l'organe. Mais n'en est-ce pas la partie la plus exposée ? No compte-t-on pas vingt chancres de la région balano-préputiale contre un seul du fourreau ? Et la seule porte d'entrée de la chaudepisse, n'est-elle pas ainsi sûrement fermée ?

« — Mais il se déchire et redouble alors le danger en créant une sécurité trompeuse, — trompeuse, si vous l'avez voulu ; mais faites, après coup, un simple essai. Par l'épreuve de *l'eau,* ou de *l'air,* constatez s'il y a eu déchirure ? A-t-elle eu lieu ? Qu'est-ce qui vous empêche de prendre les précautions usitées en pareil cas ? La garantie est bonne, mais pas infaillible, qu'on s'en souvienne. Je le déclare au début, et je ne le rétracterai pas une seule fois dans le cours de ce long chapitre, *rien, absolument rien ne peut donner en cette matière une sécurité complète.*

« Mais une chance, une demi-chance doit-elle être négligée ? Tout ou rien, peut-il jamais devenir ici la règle de conduite ?.... Non, et je formule à ce propos mon premier vœu, ma première réforme. Dans les maisons de tolérance, beaucoup *désirent* et *n'osent pas* demander l'objet en question. Quelques-uns ne peuvent ou ne veulent pas *en faire les frais.* La société que compromettent ou ces scrupules ou cette parcimonie doit à sa propre sûreté d'aller au-devant des obstacles qui en résultent. Donc il faut, il faut absolument que *dans toute chambre de toute maison soit placée, dans le lieu le plus apparent, à la disposition des clients, une boîte toujours convenablement garnie, portant cette très-lisible étiquette :* « *Préservatif gratuit.* »

« Le moyen de la propagation de la syphilis le plus commun est incontestablement celui des parties sexuelles dans le rapport des deux sexes, parce que c'est dans ces parties que le virus fixe le plus communément son séjour, parce que ces parties sont toujours ou presque toujours humectées, parce que l'épiderme qui les recouvre est tendu et mince, parce que le mouvement rend l'absorption plus facile (1). »

Ces réflexions résument dans les termes les plus clairs, les plus précis tous les avantages que présentent, au point de vue théorique, les boyaux préservatifs.

En est-il de même au point de vue pratique ? Oui, et nous l'affirmons hautement. Les confidences faites dans le cabinet des consultations médicales autorisent à le dire sans la crainte d'un démenti : l'usage des condoms contribue à diminuer la quantité des infections vénériennes pour les deux sexes. Que de fois en interrogeant les filles publiques et galantes soumises à nos examens périodiques, avons-nous reçu la déclaration qu'elles étaient inquiètes sur leur état sanitaire, parce qu'elles avaient eu un contact avec des individus dont les organes sexuels présentaient des écoulements, voire même des ulcérations à fond grisâtre, affections qui, en face d'exigences impérieuses calmées par des rémunérations élevées, avaient cependant laissé consentir au coït, à la condition expresse de l'usage du condom !

Et ces filles, malgré l'examen le plus minutieux, ne présentaient aucune trace de contamination.

Il nous souvient particulièrement d'une Anglaise, d'une trentaine d'années, séduisante à tous égards par sa beauté, sa taille élevée et la grâce de ses manières, qui succomba, bien qu'en possession d'un mari légitime, aux agaceries d'un amant des plus passionnés. Ce dernier, en traitement pour

_____

(1) Cullerier, *Dictionnaire des sc. médicales en 60 vol.*, t. LIV, p. 144.

deux chancres, à la base du gland, eut des rapports fréquents pendant un mois avec cette charmante miss, et ne lui communiqua cependant aucune maladie vénérienne, ayant toujours la précaution de se servir d'une *capote*. Nous en fûmes averti par le temps d'arrêt qui se manifesta subitement et pendant plusieurs semaines dans la guérison de ses chancres : il avoua que ne pouvant résister en aucune façon au désir de posséder cette femme, il s'était décidé à donner satisfaction à ses appétits génitaux incoercibles, avec le concours du fourreau protecteur. Or, la famille anglaise était de nos clientes, et pendant longtemps ni la femme ni le mari ne se plaignirent de la moindre indisposition du côté des voies sexuelles.

Nous pourrions multiplier ces exemples. Si une statistique spéciale ne peut être actuellement fournie sur le mérite anti-pathogénique de ces moyens préventifs, il nous sera cependant permis de déclarer qu'à notre avis leur influence est véritablement décisive sur la *quantité* des malades et sur la *gravité* des accidents. Les maîtresses de maison de tolérance ont intérêt d'ailleurs à ce que les filles soient le moins souvent malades ; leurs recommandations incessantes de l'usage des condoms, en cas de doute sur l'état génital des clients, doivent certainement diminuer le chiffre des cas légers, et naturellement aussi des cas graves d'infection vénérienne. C'est là un fait qui nous paraît hors de doute.

Maintenant cette préservation est-elle absolue ? — Y a-t-il des moyens de la rendre plus sûre, plus complète ? Écoutons encore Cullerier : « Si la petite capote est bien entière, elle sera un véritable préservatif ; mais si elle a été percée par des vers, si elle se déchire ou si elle se dérange par des causes faciles à concevoir, le virus pénétrera avec facilité...... »

Ainsi, comme le fait judicieusement pressentir le savant auteur que nous venons de citer, tout le secret de l'efficacité du condom dépend de l'intégrité et de la fixité en place de la gaîne isolatrice. Il faut donc que l'intéressé fasse bon choix de ce sac, tant au point de vue de la qualité que de ses dimensions et de son immobilisation.

Tout d'abord, pour être sûr que le condom est sain, qu'il n'a jamais été mis en usage, il serait peut-être prudent de n'en point faire achat, soit chez les filles galantes, soit dans les maisons de tolérance. Les prostituées sont parfois assez effrontées pour remettre en vente et en exercice des préservatifs qui ont déjà servi, et pu être ainsi utilisés dans des coïts impurs. La matière contagieuse, simplement desséchée sur une des faces du condom, ou incomplètement enlevée par le lavage, se retrouve, par un nouveau contact avec les sécrétions de l'un et l'autre sexe, dans des conditions propices à l'absorption. Il est donc de toute sagesse que l'achat des boyaux ne puisse se faire que chez les pharmaciens et les bandagistes, et qu'il soit formellement interdit aux filles isolées ou de maison d'en tenir le débit, en même temps qu'il leur serait prescrit, sous peine d'amende très-sévère, de brûler ou de détruire tout condom qui viendrait d'être utilisé.

Avant de se servir de la gaîne de sûreté, il est toujours indispensable de constater sa parfaite intégrité, non point en l'insufflant avec la bouche, ce qui ne se fait pas toujours sans danger, mais en le remplissant d'eau pour se convaincre qu'elle ne présente aucune fissure, aucune ouverture accidentelle, par lesquelles la matière virulente pourrait s'engager. Nous avons vu des ulcérations d'un caractère syphilitique indéniable aux lèvres d'une jeune domestique de quatorze ans, qui trouvant un condom tombé dans un coin du cabinet de son maître, s'était amusée à le porter à la bouche pour l'insuffler et amuser ainsi les petits enfants de la famille : quelques jours après, des chancres apparaissaient aux angles de la bouche, puis à la face interne des joues.

Prévenu par le mari que nous soignions depuis quelques semaines pour des ulcères spécifiques à la verge, nous instituâmes un traitement, et l'imprudente servante guérit en six semaines.

Pour prévenir le plus complètement possible toute chance d'infection vénérienne, même avec l'usage du boyau protecteur, ne pourrait-on recommander, soit aux filles, soit aux habitués des maisons de tolérance, par la voie de petits livres spéciaux, l'utilisation préalable des corps dits préservateurs, tels que : onction des organes sexuels avec des corps gras, leur lotionnement avec l'eau alcaline de Rattier (1/20ᵉ de lessive des savonniers) ou l'eau hygiénique (alunée ferroso-cuivrique aromatisée) de Bordeaux, ou la solution de Worbe (sublimé, laudanum, alcool et acétate d'ammoniaque), pratiques préparatoires qui ont toujours le précieux avantage de provoquer une très-grande propreté des parties génitales avant le rapprochement sexuel ?

Pourquoi d'ailleurs, à ce même point de vue prophylactique, ne mettrait-on pas dans le commerce des condoms préalablement imbibés d'une de ces solutions préservatrices, phéniquées ou autres, pourvu que la souplesse du tissu du boyau n'en fût pas altéré ? Le condom serait ainsi doublement préservateur, et au titre de corps isolant et à celui de tissu doué de propriétés anticontagieuses ; en même temps l'addition de la préparation pharmaceutique donnerait peut-être à la pellicule du condom des garanties contre la facilité si dangereuse de son érosion, de ses déchirures. Bref, cette innovation que nous ne faisons qu'indiquer est digne d'intérêt pour l'hygiène de la prostitution et pour l'industrie des moyens préservateurs de la syphilis.

Enfin, pour acquérir toute l'efficacité désirable, le cylindre membraneux ne doit pas seulement offrir des qualités de souplesse et une intégrité de tissu pour ainsi dire mathématiques, il faut encore que ses dimensions soient telles qu'il puisse protéger complètement toute la longueur du pénis et même les régions pubienne et scrotale.

En général, les condoms répondent très-imparfaitement à ces logiques exigences. Leur forme pourrait être avantageusement modifiée, ne fût-ce qu'en garnissant leur ouverture d'un élastique et d'une légère collerette qui ferait une sorte de tablier protecteur sur la racine de la verge, sur l'arcade pubienne et toute la superficie des testicules dont la finesse cutanée est si favorable à l'absorption. Le pourtour de cette collerette serait bordé d'un cordonnet qui aurait assez de fermeté pour en tenir constamment étalé le tissu et l'empêcher de se reployer pendant les mouvements du coït.

Ainsi modifié dans sa forme, dans ses préparations préventives, et dans ses accessoires préliminaires (lotions, onctions), le condom nous semble devoir exercer la plus heureuse protection contre la propagation de la syphilis au point de vue de la *quantité* et de la *gravité* des accidents.

Il mériterait alors bien mieux la qualification que lui donne le docteur Fleury (1) quand il affirme « qu'il est le plus sûr de tous les moyens préventifs. »

Un gouvernement sage doit-il encourager ou restreindre la fabrication des boyaux dits préservatifs?

Le chapitre précédent répond suffisamment à cette question au point de vue de l'hygiène publique. Il nous reste à l'envisager sous le rapport moral.

(1) *Cours d'hygiène*, t. II, p. 216.

En 1826, l'autorité religieuse a condamné cette ressource préservatrice « parce qu'elle entrave les décrets de la Providence qui a voulu punir les créatures par où elles avaient péché. »

Pareille assertion n'est plus à discuter ni à réfuter en France, et vers la fin du XIXe siècle !

Pour toute réponse, on pourrait demander pourquoi, si les maladies contagieuses ou autres sont d'origine divine et un mode de punition céleste on institue des quarantaines, des inoculations anti-varioliques, des mesures anti-typhiques, des précautions anti-rabiques, des procédés désinfectants sur une vaste échelle, en un mot mille précautions de salubrité anti-contagieuses dans mille circonstances qui atteignent l'espèce humaine « là où elle a péché ».

N'ajoutons qu'un mot. Si la syphilis ne punissait que l'imprudent qui s'expose à ses atteintes, on comprendrait peut-être à la rigueur qu'il y eût une apparence de justice toute cruelle qu'elle serait à lui laisser, par pénitence, subir les effets de son inconduite, de ses égarements.

Mais la contagion vérolique imprègne tout ce qui est à la portée de l'infecté, linges, ustensiles, etc.; en sorte que le respect de la syphilis et la condamnation de ses moyens préservateurs conduiraient fatalement à cette immoralité bien plus funeste, de multiplier les victimes innocentes, femmes, enfants, ouvriers, domestiques, etc., etc., et d'exposer ainsi à la contamination forcée jusqu'à la descendance elle-même ! !

Qui donc, entre les chances de contagion d'un écoulement ou d'une ulcération suspecte et les chances de préservation par le condom, oserait humainement, pourrait raisonnablement hésiter !

Et d'ailleurs, combien de chastes victimes d'un libertinage effréné, de rencontres fatales !

Et l'autorité religieuse verrait d'un œil placide ces martyrs de l'inconduite clandestine voués à la dégénérescence physique, à l'abâtardissement de la race, par prescription d'un moyen préventif !

Cela serait monstrueusement immoral, cela est religieusement inadmissible.

Se plaçant sur un autre terrain, le docteur Jeannel (1) condamne les condoms « parce que l'hygiène ne saurait recommander ce qui ne saurait être avoué….. et qu'ils sont contre nature comme faisant obstacle au but de l'acte génital. »

Nous avons peine à comprendre que la première de ces raisons se trouve sous la plume d'un médecin et d'un écrivain aussi distingué. « L'antagonisme entre les lois de la nature et et celles de la morale n'est qu'imaginaire, dit le docteur Devay (2), et le médecin n'est jamais condamné à la dure alternative de faire violence à son cœur ou de faillir à son devoir. »

En effet, les hommes de l'art ne conseillent-ils pas journellement l'union conjugale à des jeunes filles hystériques ? Et font-ils en cela de l'hygiène inavouable ?

Bien mieux, le savant ouvrage du docteur Jeannel ne serait-il pas condamnable par la théorie même de l'auteur, puisque les judicieuses considérations qu'il y formule sur la préservation de la syphilis l'amènent à proposer des mesures administratives protectrices de la prostitution et préventives de ses inévitables conséquences pathogéniques ?

La civilisation d'un peuple est-elle donc autre chose que l'expression du bien-être *physique* et moral des masses ?

Si l'état de l'hygiène sociale constitue un critérium de la

(1) *De la prostitution dans les grandes villes*, 1868, p. 320.
(2) *Traité spécial d'hygiène des familles*, 2ᵉ édit., 1858, p. 168.

prospérité d'une nation, c'est qu'elle considère comme *très-moral* l'examen comme l'application de toutes les mesures destinées à assurer le summum de santé de l'individu et de la race.

Quant à la seconde raison avancée par le docteur Jeannel, que les condoms « sont contre nature comme faisant obstacle au but de l'acte génital », c'est encore une autre et double erreur.

Il ne peut être « contre la nature », et il est, au contraire, conforme à l'instinct de la conservation, de mettre en pratique tout ce qui peut écarter une maladie, une altération de santé. Cela est indiscutable.

Pour ce qui a trait « au but de l'acte génital » en quoi le fourreau préservateur saurait-il être « un obstacle ? »

Est-ce par la gêne qu'il apporterait dans le mouvement du prépuce, dans les frottements du gland contre la surface vaginale ?

Nous avons questionné bon nombre d'individus à ce sujet, et la presque généralité a déclaré que si la sensibilité du gland et du prépuce était quelque peu modifiée par le léger écran du condom, ce dernier ne retardait que très-faiblement le moment ordinaire de l'éjaculation sans diminuer en rien les sensations inhérentes à l'émission spermatique.

Ou bien l'auteur veut-il dire que la présence de la gaîne auxiliaire met obstacle à l'imprégnation spermatique de l'ovule, en d'autres termes qu'elle supprime la possibilité de la fécondation ?

Mais ici plus que jamais l'enveloppe préservatrice devrait être précisément prescrite par l'hygiéniste, car si la fécondation vient à être le résultat d'un sperme mélangé à une sécrétion vénérienne ou syphilitique, *a fortiori* faudra-t-il regretter qu'on n'ait pas ordonné l'emploi de cet obstacle à l'imprégnation sexuelle, autant dans l'intérêt de la mère que dans celui du produit qui procédera de ce coït impur.

En résumé, au point de vue moral et hygiénique, l'usage des préservatifs ne saurait être trop propagé. Ajoutons que, sous le rapport financier et administratif, le gouvernement doit protéger et encourager l'industrie de ces gaînes de préservation. En effet, si, comme nous en avons la conviction, elles diminuent d'une façon très-notable le chiffre et la gravité des maladies vénériennes, elles soulagent d'autant les charges de l'assistance publique et réduisent également le nombre des infirmités constitutionnelles incompatibles avec le service militaire et les professions qui exigent une santé robuste et des forces énergiques.

Quant à la vente de ces objets, ne pourrait-on pas en limiter le dépôt aux pharmaciens et aux magasins de bandages, et en surveiller le débit comme celui des matières animales susceptibles de transmettre des affections contagieuses (peausseries, etc., etc.) ?

ÉTUDE D'HYGIÈNE

DES LIQUIDES EMPLOYÉS DANS L'ÉCLAIRAGE

ARTIFICIEL

INFLUENCE SUR LA SANTÉ PUBLIQUE

DE

LA FABRICATION DE L'ANILINE

ET DES PRODUITS QUI EN DÉRIVENT

Ouvrage couronné par la Société de médecine de Lyon.

RAPPORT GÉNÉRAL

SUR

LES CRÈCHES DU DÉPARTEMENT DE LA SEINE